AF494390

MÉMOIRE

SUR LES

AFFECTIONS DE NATURE RHUMATISMALE

QU'ON OBSERVE

CHEZ LES ANIMAUX DOMESTIQUES

MÉMOIRE

SUR LES

AFFECTIONS DE NATURE RHUMATISMALE

QU'ON OBSERVE

CHEZ LES ANIMAUX DOMESTIQUES

COMMUNICATION

FAITE A L'ACADÉMIE IMPÉRIALE DE MÉDECINE LE 5 JUILLET 1864

Par M. Camille LEBLANC

VÉTÉRINAIRE A PARIS

PARIS

TYPOGRAPHIE DE RENOU ET MAULDE

144, RUE DE RIVOLI, 144

1864

MÉMOIRE SUR LES AFFECTIONS DE NATURE RHUMATISMALE

QU'ON OBSERVE

CHEZ LES ANIMAUX DOMESTIQUES

Chez les animaux, comme chez l'homme, il existe des maladies de nature rhumatismale, maladies de formes diverses, mais qui réunissent tous les caractères propres au rhumatisme; elles ont leur siége dans les tissus musculaire et fibreux aussi bien que dans les séreuses qui tapissent les cavités splanchniques et les articulations; de plus, elles présentent cette tendance au déplacement, tendance si remarquable qu'on peut la regarder comme le caractère le plus saillant des affections de nature rhumatismale.

Je n'ai point l'intention d'établir entre le rhumatisme de l'homme et celui des animaux une identité complète, qu'on ne rencontre que très-rarement en médecine comparée. Cependant il existe fréquemment des points de contact d'autant plus nombreux d'ordinaire que l'animal sujet des observations se rapproche davantage de l'espèce humaine par sa nourriture et ses habitudes. Cette règle a elle-même ses exceptions, et ici c'est le cas d'en signaler une; car c'est surtout chez les animaux herbivores qu'on a observé des maladies de nature rhumatismale présentant le plus d'analogie avec celles qu'on a décrites en médecine humaine.

Les espèces chez lesquelles elles apparaissent le plus fréquemment sont les espèces bovine et équine; le chien vient en troisième ligne, et le porc en dernière. Je ne connais point d'exemple de rhumatisme bien confirmé dans l'espèce ovine.

On distingue chez presque tous ces animaux deux espèces de rhumatisme : le rhumatisme musculaire et le rhumatisme articulaire. Chez le cheval, il en est une troisième espèce qu'on pourrait rattacher à l'arthrite rhumatismale; mais qui, par ses caractères bien nets et son isolement fréquent des deux autres formes, me paraît devoir former une classe à part : c'est la synovite rhumatismale.

Ces trois espèces d'affections existent séparément dans la grande majorité des cas; cependant le rhumatisme musculaire peut coïncider avec l'arthrite rhumatismale, de même que cette affection peut régner conjointement avec la synovite tendineuse.

On ne doit donc pas tracer une ligne infranchissable entre ces diverses manifestations d'une même maladie; car, comme je l'ai dit, toutes ont des caractères communs, l'élément inflammatoire, la tendance au déplacement, et la nature des tissus qu'elles envahissent.

Étudiées isolément, les affections rhumatismales présentent des symptômes et des lésions plus ou moins bien caractérisés, mais qui suffisent pour établir entre elles des différences. Lorsqu'elle existent concurremment, on n'en peut pas moins établir quelle est la forme prédominante et quelle est celle qui n'apparaît qu'à l'état de complication.

La forme articulaire s'aggrave souvent par suite de l'apparition de maladies internes, tandis que le rhumatisme musculaire existe souvent seul. Quant à la synovite rhumatismale, sa coïncidence avec une inflammation des séreuses tapissant les cavités splanchniques est la règle.

Contrairement à ce qui existe chez l'homme, les jeunes animaux sont fréquemment atteints d'affections rhumatismales graves et générales; elles sont plus rares dans l'âge adulte et n'atteignent jamais au même degré d'acuité.

Leur gravité est variable. Au point de vue de la pathologie, le rhumatisme musculaire ne fait jamais craindre pour la vie de l'animal; mais il peut, par sa persistance, le rendre impropre à tout service et forcer à le sacrifier.

Le rhumatisme articulaire, au contraire, entraîne souvent la mort, et ses conséquences, soit à l'état aigu, soit à l'état chronique, sont presque toujours à craindre.

La synovite rhumatismale a rarement une issue funeste; mais, comme la forme musculaire, elle peut, en persistant, conduire au sacrifice de l'animal, devenu incapable de remplir l'usage auquel on le destinait.

Pour les deux dernières espèces, le diagnostic est facile, tandis que pour la première citée il est bien souvent méconnu.

Nous allons passer en revue le plus brièvement possible les diverses manifestations du rhumatisme.

RHUMATISME MUSCULAIRE

Cette forme de rhumatisme a été observée dans les espèces équine, bovine et canine.

Au nombre des caractères qui le distinguent, on doit signaler son peu de gravité et l'absence de signes pathologiques, lorsqu'il existe seul. Les lésions qu'on a rencontrées quelquefois n'ont jamais été décrites que dans le cas où l'arthrite rhumatismale était venue compliquer le rhumatisme musculaire. Quand la mort est survenue, ce n'est jamais que par suite d'une affection interne, particulièrement de l'entérite.

Solipèdes. — Chez le cheval, aussi bien que chez le mulet, le rhumatisme musculaire peut apparaître sous deux formes, la forme aiguë et la forme chronique. Presque toujours, à l'état aigu, sa durée est courte, et il présente peu de gravité. A l'état chronique, il devient sérieux, non point qu'il puisse entraîner la mort de l'animal, mais parce qu'il l'empêche de rendre les services qu'on lui demande. Souvent on est forcé de sacrifier le malade, devenu inutile et coûteux.

Le plus souvent fixé aux muscles des membres, le rhumatisme musculaire se dénote extérieurement et en premier lieu par la difficulté de la marche. Sa tendance à changer de place, la douleur qu'on détermine en faisant agir les parties atteintes sont les seuls signes qui permettent de croire à son apparition. Bientôt on voit ces symptômes augmenter ou diminuer, suivant que la température s'élève ou s'abaisse, suivant que l'air est sec ou chargé d'humidité. Rarement cette forme est accompagnée de fièvre ou de perte d'appétit; on l'observe surtout chez les jeunes chevaux, lorsque l'affection critique connue sous le nom de gourme n'a pas suivi son cours d'une manière régulière; il peut aussi être chez les chevaux âgés la conséquence de refroidissements, alors que, couverts de sueurs, les animaux sont exposés à des courants d'air froid ou à la pluie. Il faut cependant remarquer qu'eu égard à la grande fréquence des causes énoncées ci-dessus, le rhumatisme musculaire est rare chez les solipèdes, et qu'on les voit plus fréquemment atteints d'anasarque ou de pleuropneumonie, quand ils subissent de brusques refroidissements. Pour que l'affection rhumatismale se déclare, il est nécessaire que la cause, sans être très-intense, se reproduise fréquemment; tel est, par exemple, le séjour dans un pré humide ou dans une écurie trop aérée. A Paris, les jeunes chevaux qui viennent soit d'Allemagne, soit de Normandie, et dont la gourme tarde à paraître ou a été arrêtée, sont pris sans causes connues de douleurs des membres; on voit l'animal boiter brusquement d'un membre antérieur; cette claudication persiste quelques jours, puis change de place et se porte sur un autre membre, ordinairement le second membre antérieur; elle est très-intense au trot, et peu appréciable au pas; elle peut quelquefois être assez marquée pour faire craindre une luxation ou une déchirure musculaire. Chez le cheval, c'est particulièrement sur les muscles qui entourent l'articulation scapulo-humérale (1) qu'on voit se fixer l'affection rhumatismale; on peut s'en convaincre en faisant exercer au membre malade des mouvements de flexion et d'abduction. La douleur que ressent l'animal, et qu'il prouve par la résistance opposée, indique que le siége du mal est bien là. On peut quelquefois se convaincre qu'il existe du gonflement et de la chaleur à la pointe de l'épaule et autour de cette région, ainsi qu'une plénitude des veines sous-cutanées. La boiterie persiste plus ou moins longtemps, et disparaît aussi brusquement qu'elle est venue, pour réapparaître sur un autre membre, et le plus souvent à la région correspondante. Rarement l'affection frappe les muscles de l'avant-bras; on l'a vu exception-

(1) Auboyer, *Recueil*, 1835, p. 577.

nellement envahir le bras et la jambe (1). Après les muscles de l'épaule (2), ceux chez lesquels elle siége de préférence sont les muscles de l'encolure, des lombes (3) et ceux de la région costale (4). Quand elle est localisée dans ces régions, l'affection rhumatismale est plus facile à distinguer, vu l'intensité des symptômes qu'elle présente. Il y a chaleur, douleur et gonflement des parties envahies, et on peut reconnaître ces signes pathologiques plus facilement qu'à l'épaule.

Règle générale, le rhumatisme musculaire est exempt de complications; cependant il arrive quelquefois qu'il précède l'apparition de maladies plus graves, telles que la pleurésie ou le rhumatisme articulaire. Il peut, de local, devenir général (5), en subissant des exacerbations suivant l'état de l'atmosphère.

La guérison a lieu le plus souvent dans un espace de temps qui varie de trois semaines à deux mois, ou bien l'état chronique se déclare. Dans ce cas, les boiteries erratiques, signe certain de l'affection (je parle ici de chevaux chez lesquels la morve ne peut être soupçonnée), se reproduisent incessamment, augmentant lorsqu'il fait froid ou qu'il pleut, diminuant par le beau temps et par la chaleur. Aucun signe extérieur ne fait reconnaître le rhumatisme, et la santé générale ne paraît pas se ressentir de la persistance de cette affection. Pendant les courts moments de rémission que la claudication offre, on peut se servir du cheval; mais, qu'il reste dans la ville ou qu'il soit mis au travail des champs, la guérison n'en est pas plus rapide.

Quant aux lésions, elles n'ont que rarement été décrites, et encore lorsque l'animal avait succombé par suite de complications d'arthrite rhumatismale (6). Dans ce cas, on a trouvé les fibres musculaires entourées d'un tissu gélatineux de couleur jaunâtre. J'ai rencontré cette lésion chez d'autres animaux atteints de synovite tendineuse; mais jamais on n'a pu trouver traces d'altération des muscles, alors que le

(1) Goulbaux, *Recueil*, 1824, p. 101.
(2) Renault, *Recueil*, 1833, p. 539.
(3) Rodet, *Recueil*. 1825, p. 477.
(4) Seaman, *Veterinarian*, 1852, p. 312.
(5) Thompson, *Veterinarian*, 1835, p. 360.
(6) Spooner, *Veterinarian*, 1841, p. 264.

rhumatisme musculaire existait seul. On a prétendu que, lorsque la forme chronique avait longtemps persisté, les muscles étaient atrophiés. Je n'ai jamais vu régner cette coïncidence entre la maladie qui nous occupe et l'atrophie musculaire.

Le traitement varie suivant que l'animal est jeune et sous le coup de la gourme, ou déjà âgé. Dans le premier cas, il faut d'abord placer un ou deux sétons au poitrail et rétablir, si faire se peut, le cours de la gourme ; frictionner les parties malades avec des liniments excitants, tenir l'animal au chaud et lui donner une nourriture rafraîchissante. Ces moyens suffisent pour amener la guérison, et cela plus promptement que d'autres trop énergiques.

Chez les chevaux âgés, on peut se dispenser de placer des sétons et employer de l'azotate de potasse à haute dose ; on fera suivre le même régime que chez les jeunes chevaux ; seulement on pourra, si la douleur se fixe sur une région, couvrir celle-ci d'un large vésicatoire qu'on renouvellera jusqu'à entière disparition de ce symptôme. Du reste, on devra se servir de l'animal, si la claudication n'est pas trop forte.

On a décrit dans quelques observations, sous le nom de rhumatisme musculaire aigu, l'anasarque aigu et la myosite. Il est facile de distinguer ces affections du rhumatisme, qui jamais ne s'accompagne d'œdèmes chauds, de gonflements musculaires excessifs et de fièvre intense.

OBSERVATIONS.

Obs. I. — Un cheval hongre, bai, âgé de cinq à six ans, boitait du membre antérieur droit ; ce cheval était nouvellement acheté et n'avait pas été atteint de la gourme. Après m'être ass ré que le siége de la claudication n'était pas dans le pied et qu'aucun signe extérieur n'indiquait qu'il fût dans les régions inférieures du membre, mon attention se fixa sur l'épaule ; je remarquai que la pression exercée sur cette région était douloureuse et qu'on déterminait, en faisant mouvoir le membre et en l'écartant du tronc, une sensation également pénible pour l'animal. Je crus à une déchirure musculaire ; des frictions furent faites ; le mal persista. M. H. Bouley fut appelé en consultation, et le jour de sa visite la boiterie avait disparu et était passée au membre antérieur gauche. On pouvait observer de ce côté des symptômes identiques à ceux déjà notés lors de la première boiterie. Depuis, cette douleur rhumatismale a fait boiter fréquemment le cheval; elle s'est déplacée plusieurs fois, et quoique l'animal eût été conduit à la campagne, la guérison n'a jamais été radicale. Il est évident pour moi que c'est bien véritablement un cas de rhumatisme musculaire passé à l'état chronique.

Obs. II et III. — Depuis, j'ai vu souvent des cas semblables; j'en ai deux sous les yeux au moment présent : deux chevaux de race normande, âgés l'un de cinq, l'autre de six ans, sont arrivés à Paris.

Tous deux sont tombés boiteux et n'ont pas jeté leur gourme; pour moi, ils étaient atteints d'un rhumatisme musculaire aigu. On avait cru trouver de la sensibilité dans les pieds; je me suis assuré qu'elle était nulle, et qu'il n'existait aucune trace de maladie des tendons ni des articulations du boulet et du genou; les mouvements imprimés à l'épaule d'un côté (le même pour les deux chevaux) étaient douloureux; il y avait même du gonflement très-marqué autour de l'articulation scapulo-humérale de l'un d'eux, et gonflement accompagné de chaleur et de sensibilité. Je passai un séton au poitrail à chacun des malades; j'ordonnai de frictionner les régions siége du mal avec un liniment camphré, et je fis mettre les malades en liberté dans un box chaud. On continua à les atteler, seul et au pas, tous les deux jours.

Le huitième jour, je constatai une amélioration sensible chez l'un d'eux, peu appréciable chez l'autre; aujourd'hui (3 juillet), tous deux sont guéris et ne boitent plus. Évidemment, si on considère l'intensité de la boiterie, la durée qu'a toujours un écart et la nécessité de faire cesser, dans ce cas, tout travail, on devra reconnaître qu'on n'a pas eu affaire à une déchirure musculaire, mais bien à un rhumatisme musculaire. Je crois qu'il pourrait y avoir une récidive, et j'ai fait maintenir les sétons jusqu'à nouvel ordre: les chevaux ont été remis à leur régime ordinaire et devront être sortis tous les jours.

Dans ces deux observations l'affection est restée jusqu'à présent localisée; mais je crois que l'exutoire remplaçant en partie l'affection critique, qui a fait défaut sous forme de catarrhe nasal ou d'angine, peut prévenir la réapparition du rhumatisme et, par suite, celle de la claudication.

Quant aux frictions, je ne les crois pas nécessaires, et si l'affection persistait, je conseillerais de les remplacer par des vésicatoires répétés.

Obs. IV. — Un cheval hongre sous poil gris pommelé foncé, âgé de cinq ans, faisant le service d'un emballeur, me fut présenté le 4 juin, un mois après son achat, boitant du membre antérieur droit. Après avoir sondé le pied et examiné le membre, je ne trouvai aucun signe permettant d'indiquer le siége de la claudication d'une manière certaine. On déterminait une certaine douleur en faisant mouvoir l'articulation scapulo-humérale et en écartant le membre du tronc. Cette boiterie persista avec des intermittences, malgré les frictions, depuis le 4 juin jusqu'au 4 juillet. A cette époque, je déterminai le propriétaire à lui faire mettre un séton. J'ai revu le cheval le 25 juillet; la boiterie a disparu depuis le 15, et aujourd'hui 4 août elle n'a pas reparu. Évidemment, il y avait ici un rhumatisme musculaire de l'épaule, qui a cédé à l'emploi du séton.

Obs. V. — Une jument, âgée de treize ans, sous poil bai brun, avait fait pendant de longues années un très-bon service. Son propriétaire changea de maison et se fit bâtir une écurie neuve en sous-sol. La jument fut placée contre le mur d'appui. Elle fut donc mise dans la plus mauvaise condition, étant, en outre, en face de la descente. Le 24 décembre, elle fut atteinte d'une boiterie intense du membre postérieur gauche, qu'on attribua à un effort de boulet. Cette bête avait des molettes qui paraissaient plus saillantes et plus dures de ce côté que de l'autre. On fit des frictions sur la partie qu'on croyait être le siége de la boiterie; puis on mit un vésicatoire à la fin de février, et enfin le feu le 30 mars. La jument fut mise au vert et rentra guérie le 2 mai. Le 18 mai, je fus appelé de nouveau : la claudication était aussi intense au membre postérieur droit qu'elle l'avait été à gauche : on crut que la jument avait glissé en montant la pente raide qui menait à la cour, et qu'il y avait une déchirure des muscles ilio-rotuliens. Cette opinion fut confirmée par l'émaciation qui se prononça dans ces parties au bout d'un mois, et qui n'était dû qu'au défaut absolu de mouvement. Un large vésicatoire fut appliqué sur la cuisse et sur la fesse, et on reconduisit la jument au vert après un mois de séjour à mon infirmerie. La boiterie diminua un peu jusqu'au 20 juillet, où je constatai qu'elle était encore marquée. Dix jours après, en allant voir d'autres chevaux, je fus très-surpris de voir la jument boiter tout bas du membre postérieur gauche. Il n'y a plus trace de molettes, et, pour moi évidemment, cette bête est atteinte d'un rhumatisme ambulant très-aigu qui menace de la rendre impropre à tout service.

Cette observation est curieuse en raon de isl'âge de l'animal, et pour moi, j'ai rarement pu observer aussi nettement des changements de place de l'affection rhumatismale. La crainte de croire à une chimère a évidemment contribué à me tromper sur les causes de la boiterie, et m'a fait prendre pour des lésions traumatiques ce qui n'était que les symptômes du rhumatisme musculaire.

Boeuf. — Chez le bœuf, le rhumatisme musculaire est très-fréquent et accompagné de symptômes fébriles très-marqués. Bien plus souvent que chez le cheval, il existe en même temps que des maladies internes, particulièrement l'entérite et la pneumonie; enfin il se confond plus fréquemment avec l'arthrite ou la synovite rhumatismale (1).

Il frappe de préférence les jeunes animaux qu'on soumet à un travail excessif et qu'on laisse exposés, couverts de sueur, au froid ou à la pluie; il apparaît de préférence pendant les saisons humides et sur des bœufs habitant des étables mal closes (2).

Le rhumatisme musculaire peut être local ou général; il débute toujours par la première forme et ne passe à la seconde que par défaut de soins et par suite d'un refroidissement survenu dans le cours de la maladie. Les lombes et l'épaule sont les deux régions où il siége de préférence (3). L'animal qui est sous le coup de cette affection est triste et a le poil piqué; la peau est chaude, la respiration précipitée et la fièvre intense; il éprouve une douleur extrême, lorsqu'on pince la colonne vertébrale ou la région lombaire. On remarque que les urines sont très-colorées, peu abondantes, et que la constipation est opiniâtre; le sang contient beaucoup de fibrine et se coagule rapidement.

Si la douleur rhumatismale est localisée aux épaules, on voit le bœuf essayer de se relever et rester agenouillé, tandis que le train postérieur est déjà soulevé. Si elle est fixée à la région lombaire, le contraire se produit, le train postérieur reste sur le sol, tandis que l'animal se lève à moitié sur son devant.

Si le rhumatisme devient général, il se complique le plus souvent d'arthrite. Au début, il siége aux lombes, gagne l'encolure et les membres. L'animal est alors incapable de faire un mouvement; la fièvre et la constipation sont très-marquées et accompagnées de larmoiement; les muscles sont tendus et douloureux.

Si les membres ne sont pris qu'en partie, le bœuf essaye de se relever, retombe brusquement, et ces chutes réitérées amènent des fractures du bassin ou des luxations des articulations coxo-fémorale et fémoro-tibiale, qui nécessitent l'abattage de l'animal.

---

(1) Gellé, *Traité des maladies du bœuf*, 1841.

(2) Cruzel, *Journal pratique*, 1828, p. 309.

(3) Gendrot, *Journal des vétérinaires du Midi*, 1850, p. 297.

Le pronostic du rhumatisme local est donc peu grave, tandis que le rhumatisme général peut être mortel.

Tous deux peuvent se compliquer d'inflammation du tube intestinal, de pneumonie et de pleuropneumonie. Souvent aussi l'inflammation gagne les gaînes tendineuses et les articulations, surtout dans le cas de rhumatisme musculaire général.

Le rhumatisme musculaire local est moins ambulant chez le bœuf que chez le cheval, et reste le plus souvent fixé soit aux lombes, soit aux épaules; aussi est-il plus persistant et passe-t-il plus facilement à l'état chronique. Cette forme est caractérisée extérieurement par la faiblesse générale, la maigreur et la débilité du malade; les muscles s'atrophient, et souvent apparaissent des tumeurs autour des jointures.

En fait de lésions, on n'en trouve qu'à l'état chronique; les fibres musculaires sont séparées par un liquide jaune ou blanc de consistance gélatineuse; il existe quelquefois un commencement d'organisation entre le tissu musculaire et ce produit demi-solide. Le plus souvent on ne rencontre aucune trace de l'affection, surtout lorsqu'elle a existé seule.

Le traitement du rhumatisme musculaire aigu consiste dans des saignées légères et répétées, l'emploi de tisanes sudorifiques, des fumigations générales pour surexciter les fonctions de la peau, et la diète. On a conseillé d'administrer quelques purgatifs minoratifs et de frictionner les parties douloureuses avec un liniment irritant. Il faut surtout empêcher le malade de ressentir le froid, et bien le couvrir en le maintenant dans une étable fermée. Si la maladie est générale, il est utile de passer un séton au fanon, et de faire prendre de l'émétique en lavage.

La forme chronique paraît incurable, et on sacrifie l'animal pour la boucherie dès qu'elle existe.

Chien. — Le chien, surtout lorsqu'il est avancé en âge, est fréquemment atteint de rhumatisme musculaire. Cette affection est commune chez les animaux de l'espèce canine employés à la chasse, qui se précipitent, après un exercice violent, dans des rivières ou dans des mares remplies d'eau froide, ou chez les chiens de garde attachés dans des réduits humides.

Quelques animaux, qui ont l'habitude de se creuser un trou dans la terre fraîche, y sont aussi très-sujets.

Le rhumatisme musculaire du chien est aigu ou chronique, suivant l'âge de l'animal. On peut le distinguer toujours facilement des autres maladies. Les muscles qu'il frappe sont ceux du cœur, des lombes ou de la poitrine. Rarement il se fixe aux membres. Sa mobilité est extrême, surtout à l'état aigu. On le reconnaît à la tension très-manifeste des fibres du muscle malade, à la chaleur et à la douleur extrême de la région atteinte. On ne peut toucher le malade sans le faire crier; il se plaint même sans qu'on lui fasse exécuter le moindre mouvement, et ne cherche qu'à garder l'immobilité la plus complète. Dans quelques cas, on pourrait le croire menacé du tétanos. Presque toujours le rhumatisme est accompagné de constipation ou d'entérite.

Généralement il guérit vite.

A l'état chronique, les symptômes sont les mêmes, mais atténués; seulement la persistance de la maladie est extrême et la guérison complète bien rare, pour ne pas dire inconnue.

Les lésions, soit à l'état aigu, soit à l'état chronique, sont nulles. Jamais je n'en ai rencontré, quoique j'aie fait l'autopsie de chiens atteints depuis longues années de douleurs rhumatismales.

Le traitement de la forme aiguë consiste dans la saignée ou des sangsues, des frictions calmantes, la diète et des purgatifs doux. On maintiendra l'animal dans une température égale. Si l'affection se localise et tend à passer à la forme chronique, on fera sur les parties atteintes des frictions irritantes et même vésicantes. Si la maladie est passée à l'état chronique, on s'abstiendra de saigner, on donnera de l'azotate de potasse à haute dose, et on entourera le malade de couvertures ou de coton, en même temps qu'on fera des frictions avec du liniment laudanisé (1).

(1) Grognier, *Compte-rendu de l'École de Lyon; Recueil*, 1836.

DE LA SYNOVITE RHUMATISMALE.

Le cheval est le seul animal chez lequel la synovite revêt franchement le caractère rhumatismal. Chez les autres animaux, on voit quelquefois les synoviales tendineuses participer à l'inflammation développée autour des articulations, lorsqu'il existe une arthrite rhumatismale, tandis que chez le cheval et les autres solipèdes cette affection apparaît seule et presque constamment à la suite d'une inflammation des séreuses internes, particulièrement des plèvres et du péricarde.

Cette affection forme comme le trait d'union entre la forme musculaire et la forme articulaire du rhumatisme; elle peut concorder avec ces deux maladies par une exception rare. Sa marche, ses symptômes et ses terminaisons en font, dans le plus grand nombre des cas, une affection à part bien caractérisée et qui, par sa coïncidence avec la pleurésie et la péricardite, est l'analogue du rhumatisme articulaire de l'homme.

Chez les solipèdes, les tendons qui font suite aux muscles moteurs des membres, et particulièrement aux muscles fléchisseurs, ont une grande étendue; les gaînes, qui les entourent, et les coulisses, qui facilitent leur glissement, sont tapissées par une membrane synoviale très-vasculaire, et par suite susceptible de s'enflammer facilement. Ces séreuses s'étendent depuis la partie supérieure du genou et du jarret jusqu'à la face plantaire de l'os du pied. Ce sont elles dont l'inflammation coïncidant avec la pleuro-pneumonie, et le plus souvent lui succédant, constitue ce que j'appellerai la synovite rhumatismale.

C'est M. Bouley jeune, membre de cette compagnie, qui a découvert cette coïncidence si remarquable au point de vue de la pathologie comparée (1). Cette affection était connue depuis longtemps, puisque Fromage de Feugré (2) cite un passage d'Apsyrte dans lequel on peut reconnaître la description de pleuropneumonies suivies de boiteries;

(1) *Recueil*, 1840, p. 5.
(2) *Correspondance*, t. Ier, p. 97.

mais personne avant M. Bouley n'avait songé à faire procéder l'apparition de la synovite sésamoïdienne d'une inflammation préalable des séreuses internes.

Cette affection, d'abord locale et ambulante, peut devenir générale et entraîner la perte du cheval. Le plus ordinairement et quels que soient les soins donnés pendant la convalescence de la pleuropneumonie, on voit un des membres se soustraire à l'appui. Si on passe la main le long des tendons, en arrière du genou et jusqu'au boulet, on sent vers le tiers inférieur du canon un point dur, chaud et très-douloureux; l'animal cherche à soustraire son membre au toucher, et se défend. C'est presque toujours à un des membres antérieurs que débute la synovite; puis elle passe à l'autre extrémité antérieure, et de là à un ou deux des membres postérieurs. Le plus souvent elle reste fixée à un pied de devant, et la gaîne sésamoïdienne tout entière s'enflamme jusqu'au genou, et quelquefois au-dessus il se forme une hydropisie très-marquée, des rugosités apparaissent ensuite le long des tendons fléchisseurs et acquièrent une dureté proportionnée à leur ancienneté. Ce membre, sur lequel l'animal ne porte plus, s'infléchit en avant, le boulet devient plus saillant et les tendons se raccourcissent. D'autres fois, la synovite se fixe au tiers inférieur du canon et se traduit à l'extérieur par une hydropisie indolente de la synoviale, qui augmente ou diminue suivant le temps. Si l'on fatigue l'animal, le boulet se gonfle, et la claudication, qui avait momentanément disparu, reparaît. J'ai suivi pendant des années des chevaux atteints de cette affection, et je suis convaincu qu'une fois passée à l'état chronique, la synovite rhumatismale guérit rarement. Ce n'est pas seulement dans la gaîne sésamoïdienne qu'on a pu observer cette forme de rhumatisme; elle envahit quelquefois la coulisse tendineuse du coraco-radial, et dans ce cas coexiste avec le rhumatisme (1) musculaire de l'épaule et la synovite sésamoïdienne (2).

Trois terminaisons peuvent se présenter. La maladie, après avoir envahi les deux membres antérieurs, peut disparaître après un cours

(1) Olivier, *Journal de Lyon*, 1846, p. 382.
(2) Percivall, *Veterinarian*, 1845, p. 541.

qui varie d'un mois à six semaines. Ou bien elle gagne les quatre membres; l'animal tombe épuisé par la douleur et meurt au bout de quelques jours (1). Enfin, si elle passe à l'état chronique, elle peut rester stationnaire, apparaître et disparaître sous l'influence de la température et du travail, ou bien gagner la gaîne jusqu'à sa partie supérieure et déterminer un vessigon tendineux, qui rend l'animal impropre à un service quelque peu pénible.

Nous avons déjà dit que cette affection apparaissait presque toujours consécutivement à une pleuro-pneumonie ou à une pleurésie, quelquefois à une péricardite. On l'a vu se compliquer d'une inflammation des articulations métacarpo-phalangiennes, phalangiennes (2) ou radio-carpienne. Elle coexiste quelquefois avec une endocardite et une inflammation des reins.

Les lésions varient suivant l'ancienneté de la maladie; si elle devient générale dès le début et détermine la mort du malade, on trouve les gaînes sésamoïdiennes rouges, injectées et enfermant de la synovie épaisse couleur lie de vin; leur face interne est tapissée de brides et de fausses membranes de nouvelle formation; les tendons et les ligaments ont perdu leur élasticité et leur densité; les muscles fléchisseurs eux-mêmes sont infiltrés de sérosité jaunâtre. On trouve quelquefois dans ce cas des traces d'endocardite avec formation de caillots bien organisés; mais les lésions des plèvres sont, à peu d'exception près, la règle On a rencontré exceptionnellement une coloration très-foncée du bassinet rénal avec des foyers purulents en voie de formation dans la substance des reins.

Si l'affection est ancienne et qu'on sacrifie l'animal, devenu inutile, les lésions sont très-manifestes. La peau et le tissu cellulaire sous-cutané sont épaissis et soudés ensemble par une infiltration bien organisée de couleur bleu pâle. La gaîne synoviale, dans toute son étendue, depuis la face postérieure du radius jusqu'au grand sésamoïde, est rouge-brun et tapissée de fausses membranes jaunes verdâtres for-

---

(1) Maillet, *Recueil*, 1837, p. 17.
(2) Oger, *Recueil*, 1842, p. 25.

tement organisées, qui réunissent le ligament suspenseur du boulet et les tendons du perforant et du perforé. Ces fausses membranes sont parcourues par des vaisseaux assez gros, et s'étendent au-dessus de l'articulation du genou jusqu'aux muscles de la région antibrachiale postérieure. Le volume de la gaîne est très-augmenté entre le boulet et le genou, au-dessus de la coulisse formée par les os du carpe; elle forme une poche très-vaste et renfermant un liquide jaune rougeâtre qui sépare de la face postérieure du radius les muscles radio-phalangien et épicondilo-phalangien; son contact a décoloré les fibres, qui sont séparées entre elles par une infiltration gélatineuse. Ces lésions s'étendent jusqu'au milieu de l'avant-bras. Les tendons perforant et perforé sont quelquefois réunis en une masse peu distincte (1); d'autres fois, ils restent séparés, mais ils ont perdu leur consistance et ne présentent plus la teinte nacrée caractéristique du tissu fibreux blanc.

On a vu rarement la synoviale transformée en membrane pyogénique (2); il en est de même de la carie du grand sésamoïde interne accompagnée des lésions qui caractérisent l'inflammation des articulations du boulet, du paturon ou du genou (3). On rencontre presque toujours des adhérences des plèvres avec le poumon ou le diaphragme; parfois un épanchement peu considérable dans le péricarde.

Le traitement doit être énergique dès le début et consiste dans l'application de vésicatoires volants répétés et placés partout où le mal apparaît. L'animal sera mis en liberté et maintenu à une demi-diète; on lui donnera des fourrages verts et, si c'est l'hiver, des carottes.

On administrera du sulfate de soude ou du sel de nitre à faible dose. La saignée n'est indiquée que si l'affection devient générale. Le séton est utile, mais son application, commandée pour la maladie de poitrine, précède ordinairement l'apparition de la synovite. Pour combattre l'état chronique, le dernier moyen et le seul vraiment efficace dans la

---

(1) *Recueil*, 1846, p. 31.
(2) Maillet, *Recueil*, 1837, p. 21.
(3) Oger, *Recueil*, 1842, p. 25.

plupart des cas est la cautérisation soit en raies, soit en pointes. Je l'ai vu cependant échouer, et j'ai dû renoncer à la guérison.

Je relate ci-après deux observations de synovite rhumatismale ayant duré l'une deux ans et nécessité le sacrifice du cheval, l'autre qui dure depuis quinze mois et persiste encore.

OBSERVATIONS.

Obs. I. — Dans le mois de février 1862, un cheval hongre, noir, âgé de cinq ans, nouvellement arrivé d'Angleterre, fut atteint d'une pleuro-pneumonie aiguë, dont il guérit en trois semaines; vers le trentième jour après l'apparition de la maladie, il se mit à boiter du membre antérieur gauche, puis du membre antérieur droit. Je reconnus un gonflement des gaînes synoviales sésamoïdiennes; on applique des vésicatoires et on donne des purgatifs minoratifs; le mieux apparaît : le cheval est envoyé au vert à Santheny, près Paris. Il revient à l'automne, est mis au travail, et retombe boiteux du membre antérieur gauche; il existe un engorgement très-manifeste du tendon fléchisseur vers le milieu du canon. J'applique le feu; l'engorgement disparaît; puis, par suite du travail, il reparaît au-dessous du genou; le feu est appliqué de nouveau. Le membre antérieur droit présente, à son tour, un engorgement tendineux; on applique un vésicatoire, et on envoie le cheval au vert à Bougival en avril 1863. Je lui mets le feu tout le long des tendons, à deux reprises différentes, et même au-dessus du genou, où a paru un vessigon. Le membre droit guérit, le gauche reste le siége d'un engorgement chronique, et l'hydarthrose du genou persiste; le cheval reste jusqu'à l'automne au pré. Revenu à Paris, il ne peut faire le service, et est renvoyé au vert après une nouvelle application de feu.

Enfin, il est sacrifié le 20 janvier 1864, comme incapable de faire le service.

Voici les lésions qu'on rencontre au membre antérieur gauche :

La peau et le tissu cellulaire sous-cutané sont soudés ensemble et ne forment qu'une seule masse blanchâtre ; au dessus du genou et en arrière, existe une poche synoviale, s'étendant jusqu'au milieu de l'avant-bras (toujours à la partie postérieure), renfermant un liquide jaune rougeâtre et tapissée de fausses membranes bien organisées; les muscles radio et épicondylo-phalangiens sont pâles, et leurs faisceaux sont entourés et espacés par une matière gélatineuse jaunâtre; la gaîne synoviale, depuis le genou jusqu'au boulet, est distendue, rouge et couverte, à sa face externe, de fausses membranes jaune verdâtre très-épaisses et parcourues par des vaisseaux nombreux; les tendons du perforant et du perforé, sans être soudés, sont unis à la gaîne sésamoïdienne par des adhérences anciennes; leur substance est pâle, comme macérée, et leurs fibres séparées. La surface articulaire des os du carpe et des phalanges est rouge, non ulcérée.

On trouve des lésions moins prononcées à l'autre membre, et des traces de pleurésie dans la poitrine.

Obs. II. — Un cheval bai, hongre, âgé de cinq ans, race normande, présente, en avril 1863, après une pleurésie compliquée de gourme, une boiterie des membres antérieurs, puis du membre postérieur; il peut à peine se tenir, se couche sans cesse et s'écorche; il est devenu maigre; un des membres antérieurs, puis l'autre se dégage; le deuxième membre postérieur se prend. En octobre 1863, il cesse de boiter; au mois de décembre, il reboite du membre antérieur droit; il reprend son service au mois de janvier; au mois de mai, il reboite du membre antérieur gauche et a un gonflement vers le milieu du canon. Aujourd'hui, quatorze mois après le début de la maladie, il boite encore. Il lui reste un engorgement de la gaîne sésamoïdienne gauche; et certes ce cheval a des adhérences dans la poitrine, car il s'essouffle facilement et mange par boutades.

Obs. III. — Un cheval hongre, bai, âgé de cinq ans et demi, fut traité dans mon infirmerie d'une pleuropneumonie aiguë, qui mit sa vie en danger; il sortit guéri au bout de trois semaines, et me fut ramené quelques jours après boitant du membre antérieur droit. Il fut facile d'apercevoir qu'il existait une synovite avec engorgement tendineux au canon de ce membre; le cheval fut mis au vert, après qu'on eut appliqué un vésicatoire le long du canon.

Ce cheval fut conduit à Alfort à la visite, et on ordonna de renouveler cette application.

Aujourd'hui, 3 juillet, ce cheval m'est présenté de nouveau : le membre droit présente un léger empâtement tendineux; le membre gauche est le siége d'une synovite tendineuse, qui s'étend depuis le boulet jusque au-dessus du genou; le vessigon n'est visible qu'au côté externe du genou, et le cheval boite peu; mais il est évident que la claudication apparaîtrait, si on faisait travailler le cheval, maintenu au repos depuis.

Je pense que ce cheval présentera d'autres attaques de rhumatisme, et qu'il faut lui mettre le feu sur toute la gaîne des fléchisseurs, depuis le genou jusqu'au boulet, en dedans et en dehors.

RHUMATISME ARTICULAIRE.

Deux espèces d'animaux sont surtout sujets aux arthrites de nature rhumatismale, ce sont les espèces bovine et équine. Chez toutes deux le rhumatisme articulaire a des formes distinctes, suivant qu'il est observé sur de jeunes animaux ou sur des sujets adultes.

Le porc et le chien sont quelquefois atteints d'arthrite rhumatismale; mais je crois qu'on a désigné à tort sous le nom d'arthrite des agneaux une maladie des os qui se rapproche plutôt du rachitisme. Je ne connais donc pas d'exemple d'affection rhumatismale observée sur des animaux de l'espèce ovine.

Le rhumatisme articulaire s'accompagne toujours de fièvre et de perte d'appétit; c'est une des différences qui existent entre lui et le rhumatisme musculaire; il est toujours plus grave et peut causer la mort des animaux qu'il frappe. A l'extérieur, il se dénote par le manque d'appui du membre atteint, par le gonflement de l'articulation malade, la chaleur des parties environnantes et la douleur que provoque le toucher sur ces mêmes parties. La fibrine du sang augmente dans de notables proportions. Les lésions pathologiques sont, dans la majorité des cas, très-marquées et varient suivant la forme de la maladie et l'espèce des animaux.

Cheval. — Chez les solipèdes il existe deux formes distinctes d'arthrite rhumatismale : celles qui sont générales et sévissent dans les pays d'élèves chez les jeunes animaux; celles qui sont locales ou n'existent qu'à l'état de complications d'affections internes (1).

---

(1) On n'observe chez les poulains atteints d'arthrite rhumatismale aucun engorgement lymphatique extérieur; si les ganglions de l'abdomen et de la poitrine présentent des lésions, ensemble ou isolément, il n'en est pas moins certain que l'inflammation des séreuses articulaires est constante et précède toujours les complications qu'on rencontre soit dans le thorax, soit dans l'abdomen. Il faut remarquer aussi que les poulains sujets à la maladie qui nous occupe sont tous vigoureux, et ont pour mères des juments d'un tempérament sanguin et chez lesquelles la nourriture très-abondante a pro-

La première forme a été décrite sous le nom d'arthrite rhumatismale des poulains, après avoir été observée dans l'ouest de la France par plusieurs vétérinaires (1). Cette affection, qui dépend d'un état constitutionnel bien caractérisée, a été comparée aux affections de nature scrofuleuse; cependant les symptômes et les lésions qui lui sont propres doivent la faire ranger dans la classe des maladies de nature rhumatismale.

C'est à la réunion de certaines conditions climatériques, telles que l'humidité des herbages et les variations brusques de température, qu'on doit attribuer le développement de cette arthrite qui sévit presque à l'état épidémique dans certaines années. La trop grande alibilité du lait de la mère peut aussi provoquer l'apparition de cette maladie, et il a suffi de faire nourrir par une autre pouliche des animaux dont tous les frères périssaient s'ils étaient laissés à leur mère, pour les préserver de cette maladie funeste.

Le premier symptôme que l'on observe chez le poulain consiste dans une claudication intense accompagnée de tristesse, de dégoût et d'injection des muqueuses. On observe, en outre, tous les signes d'une inflammation de l'intestin et des reins, et surtout de la diarrhée. Une ou plusieurs articulations, particulièrement celles des membres, et parmi elles les articulations radio-carpiennes, tibio-tarsiennes, fémoro-tibiale, et métacarpo-phalangienne, deviennent le siége de douleurs peu intenses au début et changeant de place avec une grande rapidité. Bientôt on voit se former autour des jointures des foyers purulents qui gagnent en tous sens, décollent la peau et séparent les muscles; puis ces abcès s'ouvrent à l'extérieur et donnent passage à de la synovie mêlée de pus. Alors l'animal est en proie à une infection purulente qui le fait périr, soit en quelques jours, soit au bout de deux ou trois semaines.

---

voqué l'excès de cette prédisposition. Je pense donc qu'on ne peut comparer l'arthrite rhumatismale des poulains ou des veaux aux affections de nature scrofuleuse si communes chez les enfants.

(1) Lecoq (vétérinaire à Bayeux), *Société du Calvados et de la Manche*, 1834, p. 138. — Darreau, *Recueil*, 1842, p. 457. — Tixier, *Clinique*, 1843, p. 445.

Si les tumeurs ne s'abcèdent pas, on les voit s'affaisser, diminuer peu à peu et disparaître sans laisser de trace; il arrive quelquefois qu'une hydarthrose persiste, mais à l'aide de moyens énergiques on en triomphe ordinairement.

Règle générale, l'arthrite se complique soit d'ascite consécutive à une hyperthrophie des ganglions mésentériques ou même à leur ramollissement, soit d'une pleuropneumonie avec fonte partielle du thymus et abcès dans les ganglions bronchiques.

A l'autopsie, on trouve autour des articulations malades une infiltration gélatineuse de couleur citrine ou des foyers purulents qui s'étendent jusque dans les interstices des muscles environnants; les franges synoviales sont rouges, la synovie épaissie et quelquefois mélangée de pus. Les cartilages diarthrodiaux, ainsi que les ligaments, ont perdu leur couleur nacrée; les surfaces articulaires sont parsemées de points rouges; la lame cartilagineuse qui les revêt peut être épaissie ou détruite par parties; quelquefois le tissu compacte des os est friable et ramolli, en même temps qu'une coupe fait voir que leur partie spongieuse est colorée en rouge (1). Souvent la cavité abdominale renferme de la sérosité citrine ou roussâtre, le péritoine est enflammé sur quelques points (2); il en est de même de la muqueuse de l'estomac; les ganglions mésentériques sont rouges et hypertrophiés, ou ils ont une teinte grise et renferment des foyers purulents; souvent on rencontre du pus dans l'ouraque et des traces d'inflammation dans la vessie; rarement le rein devient le siége d'abcès disséminés.

Ces lésions peuvent être seules ou coexister avec d'autres signes pathologiques qu'on rencontre dans la cavité thoracique; ces derniers consistent dans des épanchements pleuraux ou péricardiaques, quelquefois dans une hépatisation rouge localisée le plus souvent dans les lobes antérieurs des poumons; les ganglions bronchiques et ceux qu'on trouve à l'entrée de la poitrine présentent les mêmes lésions que les mésentériques; le thymus est plus rouge qu'à l'état normal et renferme souvent des foyers purulents de peu d'étendue.

---

(1) Lecoq, déjà cité.

(2) Leblanc père, *Journal des haras*, 1841, p. 146

D'après les symptômes et les lésions décrites par les auteurs, il est évident que l'arthrite prime par ses manifestations et par son développement les autres affections, qui apparaissent, tantôt ensemble, tantôt isolément, en même temps qu'elle. La maladie est générale et le traitement doit être dirigé dans ce sens. La première condition de guérison est de modifier le lait de la mère en la mettant à un régime rafraîchissant ; la seconde, de placer le poulain dans un endroit sec et chaud. La jument sera traite plusieurs fois par jour, et le jeune animal soumis à une demi-diète.

Si la maladie, au lieu de céder, augmente, on pratique des saignées légères et on administre des purgatifs minoratifs ; on fait des lotions émollientes sur les engorgements chauds et des applications astringentes sur les tumeurs indolentes. Quand l'arthrite tend à passer à l'état chronique, soit que l'articulation reste entourée d'un tissu induré, soit qu'il existe une hydarthrose, on fera des applications résolutives, et au besoin on mettra le feu.

Chez les solipèdes ayant atteint leur accroissement, le rhumatisme articulaire est beaucoup moins fréquent et n'a pas la même gravité.

Les causes sont les mêmes que celles du rhumatisme musculaire : changements de température, refroidissements brusques. Comme lui, il se déplace vite (1), augmente ou diminue d'intensité avec les variations de l'atmosphère. N'occupant ordinairement qu'une seule articulation à la fois, ce n'est que par exception qu'il devient général et acquiert de la gravité. Dans le plus grand nombre de cas, il disparaît après s'être déplacé deux ou trois fois ; il peut exister comme complication de la synovite et se développer par contiguïté de tissu.

On l'observe particulièrement aux articulations de l'épaule, du jarret, du genou et du boulet. Il existe parfois à l'épaule, surtout avec le rhumatisme musculaire. Enfin il peut accompagner la pleurite et la péricardite ; mais il faut bien remarquer la concordance générale qui existe lorsqu'il s'agit de synovite rhumatismale, et l'exception qui s'observe dans ce cas, et établir cette différence si marquée au point de vue pathologique.

---

(1) Jacob, *Recueil*, 1832, p. 324.

Les lésions ont été rarement observées; elles consistent dans un épaississement et une coloration rouge de la synoviale, accompagnée d'ulcération des cartilages et d'infiltration autour de la capsule (1). Souvent la synovie est trouble et épaisse, quelquefois même elle renferme du pus. On a trouvé des traces d'endocardite et des caillots blancs dans le cœur Le sang est très-épais et renferme une proportion anormale de fibrine.

Le traitement consiste en saignée, administration de sel de nitre, vésicatoire autour des articulations malades.

Si l'affection devient chronique, on applique le feu autour des parties malades, et souvent on réussit à faire disparaître la boitérie.

Bœuf. — L'arthrite rhumatismale s'observe fréquemment chez les animaux de l'espèce bovine, particulièrement chez les jeunes animaux et chez les vaches laitières. Dans les pays d'élève dont les pâturages sont frais et produisent une herbe très-nutritive, on voit beaucoup de jeunes animaux en présenter les premiers symptômes entre six mois et un an, ce qui détermine les cultivateurs à vendre leurs veaux dès le sixième mois et à les remplacer par des animaux plus âgés. On doit donc attribuer l'apparition du rhumatisme articulaire chez les jeunes animaux de l'espèce bovine à une nourriture trop abondante et à des refroidissements dus aux changements de température ou à la nature du sol. D'autres fois, les jeunes animaux mis au travail trop tôt se fatiguent et sont exposés au vent alors qu'ils sont couverts de sueurs. On doit donc distinguer le rhumatisme articulaire des jeunes animaux qui n'ont pas encore quitté leur mère de l'arthrite rhumatismale, qui sévit sur les bœufs de travail et sur les vaches laitières. Pour ces dernières, les soins hygiéniques manquent souvent, et c'est à leur absence qu'il faut attribuer le développement de la maladie plutôt qu'à la nourriture et au climat.

L'arthrite rhumatismale des veaux s'observe surtout dans le midi et le centre de la France; elle frappe les articulations inférieures des membres, tout en conservant son caractère erratique et passant rapide-

---

(1) Olivier, *Recueil*, 1837, p. 1.

ment d'un membre à un autre. Elle peut être aiguë; son apparition est brusque et se dénote par des symptômes très-manifestes; l'appui sur le membre malade est impossible ; l'articulation, le plus souvent celle du boulet, est chaude, tuméfiée et douloureuse; autour d'elle se forment des tumeurs fluctuantes, qui s'ouvrent en donnant issue à de la sérosité purulente; l'animal perd l'appétit et meurt au bout de quelques jours (1).

Dans d'autres cas, l'affection a une marche lente et peu sensible; les articulations se tuméfient sans que le jeune animal manifeste de la douleur; à peine l'observateur peut-il percevoir autour de la jointure un peu de chaleur et une sensibilité obtuse; peu à peu le genou devient arqué et la marche difficile; la santé ne paraît point ébranlée, et ce n'est qu'au bout de six mois à un an que le travail devient impossible (2). C'est donc ici une maladie chronique qui se prononce dès le début sous cette forme; aussi les lésions diffèrent-elles suivant que la marche de l'arthrite est rapide ou lente. Dans le premier cas, on rencontre des désordres très-marqués; la synovie est rouge, mélangée de pus; les membranes synoviales sont rouges et injectées; on trouve quelquefois les cartilages ulcérés et le tissu osseux sous-jacent enflammé. Dans la forme chronique, le tissu cellulaire sous-cutané est infiltré d'une couche de sérosité jaunâtre à sa superficie. Plus profondément, il forme une gangue dure dans laquelle sont renfermés les ligaments et la capsule articulaire, tous deux épaissis, mais n'ayant pas changé de couleur; les synoviales, les cartilages et les extrémités osseuses sont moins denses qu'à l'état normal, et leur volume est augmenté.

Il est évident qu'il existe chez les poulains et chez les veaux une maladie identique, due aux mêmes causes, et reconnaissable à des symptômes et à des lésions semblables; seulement, dans l'espèce bovine, les complications sont plus rares et le sang se couvre d'une couenne inflammatoire, ce qu'on ne peut reconnaître chez les solipèdes.

---

(1) Delafond, *Recueil*, 1844, p. 254.

(2) Gellé, *Des maladies du bœuf*, t. III, p. 416.—Cruzel, *Journal pratique*, 1828.

Le traitement de la forme aiguë est le même que celui de l'arthrite rhumatismale du poulain. On s'est très-bien trouvé de l'administration du sulfate de soude.

Contre l'arthrite à l'état chronique, on préconise les saignées légères, la crème de tartre et la diète, ou un régime rafraîchissant. Au début, on fait des lotions émollientes sur les articulations; plus tard, des frictions irritantes (ammoniacales), et enfin on a recours à la cautérisation au fer rouge.

Chez les bœufs de travail et les vaches laitières (1), l'arthrite rhumatismale revêt aussi les deux états aigu et subaigu (2).

On l'observe dans le Midi sur les bœufs soumis à un travail pénible, fortement nourris et exposés à la pluie ou au vent dans les intervalles de repos. La mauvaise disposition des étables peut être regardée comme une des causes de cette affection, lorsqu'elle sévit sur les vaches laitières, ainsi que les saisons froides et humides.

Les symptômes de l'état aigu sont ceux que j'ai déjà décrits plusieurs fois: boiterie, douleur, chaleur et tuméfaction des articulations, le tout accompagné d'infiltration du tissu cellulaire. Le sang renferme un excès de fibrine. On remarque que les jointures placées au haut des membres sont aussi souvent le siége de cette affection que celles du genou et du boulet. Les engorgements disparaissent et reparaissent sur les autres extrémités avec une grande rapidité. La marche devient difficile. Le décubitus est presque constant. Bientôt, ou la maladie, passant à l'état chronique, se localise, ou l'animal tombe dans le marasme et meurt. Dans le premier cas, la tuméfaction des parties environnant l'articulation malade est remplacée par une induration peu sensible, mais gênant la marche et rendant le bœuf presque impropre au travail; bientôt il se forme une ankylose plus ou moins complète, et l'on est forcé de sacrifier l'animal pour la boucherie. Comme complication, on n'a signalé que le rhumatisme musculaire et l'entérite.

A l'état aigu, on rencontre les lésions de l'arthrite, infiltration et

---

(1) Gendrot, *Journal des vétérinaires du Midi*, 1850, p. 297.

(2) Serres, *Journal des vétérinaires du Midi*, 1850, p. 153. — Buhl, *Journal de Lyon*, 1850, p. 234. — Chambert, *Société de l'Hérault*, 1838, p. 37.

ecchymoses du tissu cellulaire qui entoure la jointure, rougeur et injection de la synoviale, coloration plus foncée de la synovie. Lorsque l'entérite a été observée pendant la vie, on trouve la muqueuse de la caillette et de l'intestin couverte de taches rouges et dans l'intérieur du tube intestinal des matières desséchées et noirâtres. Par exception, on a rencontré des adhérences entre les reins et le rumen, avec épanchement dans l'abdomen, parfois des traces de péricardite.

Si l'animal a été sacrifié après avoir subi toutes les phases de la forme chronique, il existe autour des articulations des dépôts tophacés entourés de tissu cellulaire induré. Au centre de cette masse sont renfermés les ligaments, la capsule articulaire et les cartilages, devenus peu distincts. La substance osseuse qui forme les épiphyses semble hypertrophiée. Si l'ankylose est incomplète, le pourtour de l'articulation est entouré d'une masse de matière jaunâtre grumeleuse, le périoste se détache facilement, et l'on constate un épaississement de la synoviale et des ligaments, avec absence de synovie

Le traitement de la forme aiguë consiste dans la saignée, l'émétique en lavage et des frictions irritantes. M. Caussé a vanté l'administration de l'azotate de potasse à haute dose. Les animaux seront tenus chaudement et mis à un régime rafraîchissant.

A l'état chronique, le meilleur remède qu'on puisse préconiser est la cautérisation, et l'administration de breuvages nitrés peut être utile.

Porc. — Le rhumatisme musculaire n'a pas été observé chez les animaux de l'espèce porcine; mais l'arthrite rhumatismale apparaît chez eux à l'état aigu et à l'état chronique (1).

On ne connaît d'autre cause de cette affection que l'insalubrité des logements servant à préserver cette espèce si utile des intempéries des saisons.

L'arthrite siége principalement aux articulations fémoro-rotulienne et métacarpo-phalangienne; elle peut durer à l'état aigu de quatre à vingt jours, tout en changeant de place. A l'état chronique, elle per-

---

(1) Goux, *Journal des vétérinaires du Midi*, 1845, p. 23.

siste longtemps et fait maigrir le malade au point de nécessiter son sacrifice.

Dès le début de la maladie, on voit que le porc éprouve de la difficulté à se mouvoir, et accuse de la douleur, lorsqu'on appuie au voisinage d'une ou plusieurs jointures. Bientôt le pourtour de ces régions devient chaud et se tuméfie, la peau se colore et les vaisseaux sous-cutanés se gonflent; l'appétit disparaît et la fièvre se prononce. Au bout de quelques jours, l'affection cède ou bien passe à l'état chronique. Quelquefois elle se complique d'une affection interne, le plus souvent d'une pleurésie, qui cause la mort au malade.

Les symptômes de la forme chronique sont les mêmes, sensiblement atténués; les articulations sont empâtées et douloureuses, mais la fièvre est nulle et la peau n'est ni rouge ni chaude; l'animal maigrit et marche avec peine.

Les lésions sont celles qu'on rencontre chez les autres animaux. A l'état aigu, inflammation du tissu cellulaire environnant la jointure malade, rougeur de la synoviale, épaississement de la synovie et, en cas de pleurésie, les désordres qui accompagnent cette maladie au début; à l'état chronique, des dépôts albumineux organisés, une induration du tissu cellulaire sous-cutané, un épaississement des ligaments et des cartilages; quelquefois un ramollissement de ces derniers.

Pour obtenir la guérison, il faut d'abord placer le sujet dans un logement sec et chaud, le soumettre à un régime rafraîchissant et frictionner les parties malades avec un liniment irritant. A l'état chronique, tout traitement paraît inutile.

Mouton. — Je ne puis ranger dans les affections de nature rhumatismale l'arthrite des jeunes agneaux, décrite par M. Chambert (1). Évidemment, elle n'est que la suite d'une affection des os qu'on peut comparer au rachitisme; et l'articulation ne s'enflamme que par suite du contact des extrémités osseuses envahies par la carie. Il n'y a là aucun des caractères propres au rhumatisme articulaire.

(1) Chambert, *Mémoires de la Société vétérinaire du Calvados et de la Manche*, t. II, p. 193.

Chien. — Le chien est atteint quelquefois d'arthrite rhumatismale, mais cette affection n'est jamais générale et ne concorde pas avec une inflammation des séreuses internes. Elle n'a pas été étudiée avec soin, et ne présente aucune particularité remarquable.

Chez cet animal, le rhumatisme musculaire est la forme qui prédomine.

En résumé, on peut tirer de ce travail les conclusions suivantes :

I. Chez le cheval, il existe trois formes de rhumatisme :

1° Rhumatisme musculaire, soit aigu, soit chronique;

2° La synovite rhumatismale, complication à peu près constante d'une pleurite ou d'une péricardite;

3° Le rhumatisme articulaire, présentant à l'état aigu une variété bien tranchée, l'arthrite rhumatismale des poulains.

II. Chez le bœuf, on n'a observé que les deux formes musculaire et articulaire, avec une variété analogue à l'arthrite des jeunes animaux.

III. Chez le porc, on ne connaît que le rhumatisme articulaire.

IV. Chez le chien, le rhumatisme musculaire est la seule forme bien décrite; on connaît peu le rhumatisme articulaire.

V. On n'a pas encore observé chez le mouton de maladie ayant le caractère rhumatismal.

34793 Paris. — Typographie de RENOU et MAULDE, rue de Rivoli, 144.

www.ingramcontent.com/pod-product-compliance
Ingram Content Group UK Ltd.
Pitfield, Milton Keynes, MK11 3LW, UK
UKHW020523180726
13839UKWH00005B/2275